NOTE

SUR

LE DÉLIRE AIGU

PAR

Le Docteur E. RÉGIS

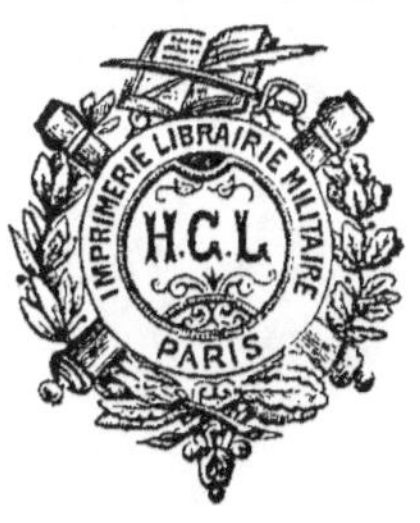

PARIS

HENRI CHARLES-LAVAUZELLE

Éditeur militaire

10, Rue Danton, Boulevard Saint-Germain, 118

—

(MÊME MAISON A LIMOGES)

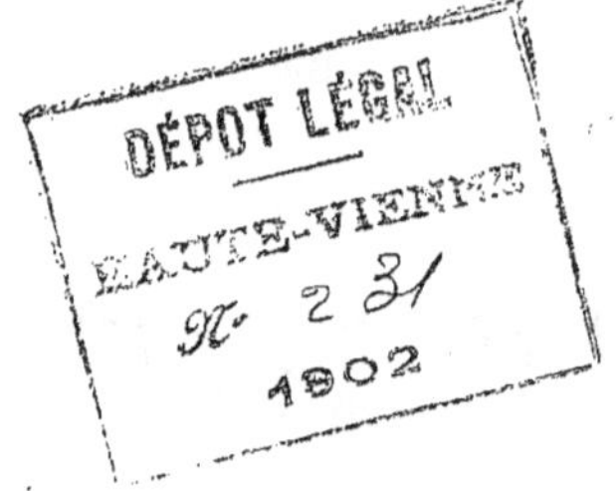

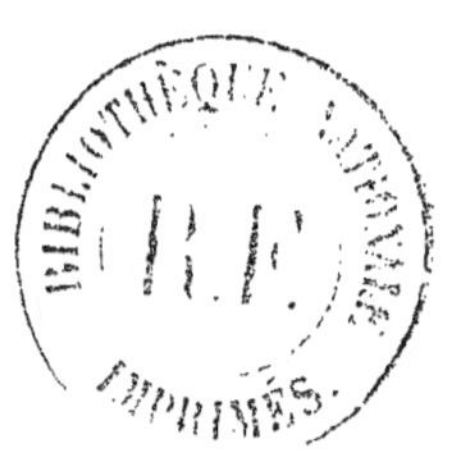

NOTE

SUR

LE DÉLIRE AIGU

NOTE

SUR

LE DÉLIRE AIGU

PAR

Le Docteur E. RÉGIS

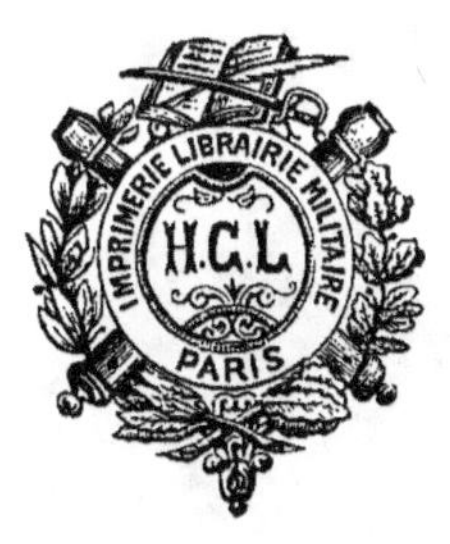

PARIS

Henri CHARLES-LAVAUZELLE

Éditeur militaire

10, Rue Danton, Boulevard Saint-Germain, 118

(MÊME MAISON A LIMOGES)

NOTE

SUR

LE DÉLIRE AIGU

Ainsi que l'ont établi M. A. Carrier et ses collaborateurs dans leur remarquable rapport, la clinique, l'anatomie pathologique et la bactériologie sont d'accord pour montrer que ce qu'on appelle, en psychiâtrie, *délire aigu*, est un état d'origine toxique.

Jusqu'ici, c'est la clinique qui me paraît fournir le meilleur point d'appui à cette démonstration.

Les psychoses toxiques ont en effet une symptomatologie à elles, très caractéristique (1), dont voici, réunis sous forme de tableau, les éléments principaux :

SYMPTÔMES PHYSIQUES.

Céphalalgie.
Attaques (hystériformes, épileptiformes, états cataleptoïdes, catatoniques, etc.).
Troubles des réflexes.
Inégalité des pupilles.
Tremblement généralisé.
Altération de la parole.
Troubles des fonctions organiques (gastro-intestinale, circulatoire, respiratoire, des sécrétions et des excrétions, de la nutrition générale, de la température, etc.).
Aspect général.

---

(1) E. Régis. *Les Psychoses d'auto-intoxication*, considérations générales. (*Archives de Neurologie*, janvier 1899.)

SYMPTÔMES PSYCHIQUES.

Confusion mentale (avec torpeur ou agitation).
Amnésie.
Délire onirique ou de rêve somnambulique.
Idées fixes post-oniriques.

Tel est l'ensemble, très spécial comme on le voit, des symptômes des psychoses toxiques.

Or le délire aigu est formé précisément de ces symptômes. Je
dirai un mot, très bref, de quelques-uns d'entre eux.

Céphalalgie ou céphalée. — La céphalalgie, très rare dans les
vésanies pures, est au contraire très fréquente et, à mon sens,
d'une importance capitale, dans les psychoses toxiques. « Très
souvent elle ouvre la scène, se prolonge dans le cours de l'accès,
arrachant parfois des plaintes ou des gestes de souffrance aux
malades jusque dans leur inconscience, et persiste d'habitude
plus ou moins longtemps après la guérison à la façon de ces rési-
dus, de ces reliquats céphalalgiques qu'on observe si souvent
durant des années après les infections, la fièvre typhoïde et la
grippe par exemple. Cette céphalalgie est intense, pénible, gra-
vative, si violente dans certains cas que ce sont ses paroxysmes
mêmes qui paraissent créer le délire et en tout cas, le précèdent
immédiatement.

« C'est là, à notre avis, un signe de la plus haute valeur et qui,
à lui seul, lorsqu'il se présente avec des caractères bien nets
au début ou dans le cours d'un délire, doit éveiller l'attention
sur la possibilité d'un état toxique, en particulier d'une infection
ou d'une auto-intoxication gastro-intestinale ou rénale (1) ».

J'en suis même venu à penser que toute céphalée caractérisée,
qu'il s'agisse de celle de l'ivresse, de la grippe, de la fièvre typhoïde, de la syphilis, de l'arthritisme, de l'urémie, etc., etc.,
est l'indice d'une intoxication de l'organisme, et cette opinion a
été récemment défendue par un de mes élèves dans sa thèse
inaugurale (2).

Cette céphalée, d'une signification si précise, fait rarement dé-

---

(1) E. Régis, *ibid.*
(2) A. Bouyer. *Céphalée et Intoxications.* (Thèse de Bordeaux, 1900.)

faut dans le délire aigu. Je la trouve notée dans l'observation I du rapport de M. Carrier, où il est dit qu'à la période prodromique, la malade se plaignait « d'une céphalalgie violente, d'avoir la tête serrée dans un étau ». Je l'ai constamment observée pour ma part, notamment dans un cas où elle débuta un mois environ avant la crise, sous forme de clou syncipital, persista pendant toute la durée de la phase aiguë et, seule de tous les signes, survécut plusieurs mois à la guérison, laissant au malade la conviction qu'il avait dû avoir un abcès du cerveau.

Attaques. — Toutes les variétés d'attaques et de spasmes sont possibles dans le délire aigu. Je tiens à signaler surtout la fréquence relative, au début, de crises hystériformes. Je les ai constatées à plusieurs reprises, en particulier chez une dame et une jeune fille, chez lesquelles survenant ainsi dès l'abord, elles firent penser à de l'hystérie délirante fébrile, à une sorte de méningisme hystérique. M. Audemard, dans son excellente thèse sur le cérébro-typhus, en cite également un cas qui fut considéré durant les premiers temps, à raison de ce fait, comme de l' « *hystéromanie aiguë avec crises nerveuses violentes* (1) ». Il y a là un point de diagnostic délicat qu'il importe d'avoir présent à l'esprit.

Inégalité pupillaire. — L'inégalité pupillaire s'observe fréquemment dans le délire aigu. Elle y offre cette particularité, relevée par Chaslin, par Séglas et par moi dans les états de confusion mentale, qu'elle est d'une mobilité extrême au point de se modifier parfois et de changer de côté dans la même journée, et qu'elle peut s'accompagner d'une conservation, même exagérée, des réflexes.

Trémulation généralisée. Altération de la parole. — On a souvent noté, dans le délire aigu, une trémulation générale plus ou moins intense. Lorsque, ce qui n'est pas rare, cette trémulation s'étend aux lèvres et à la langue, il en résulte une altération manifeste de la parole. Si, en même temps, il existe des troubles oculo-pupillaires, de l'obtusion mentale, du délire agité et incohérent, on comprend qu'un tel tableau éveille l'idée d'une paralysie générale à forme aiguë, d'un *délire aigu paralytique*, comme l'appelaient nos devanciers. Dénomination d'autant plus exacte

---

(1) Audemard. *Du Cérébro-Typhus sans dothiénentérie; Les Typho-Psychoses.* (Thèse de Lyon, 1898.)

qu'entre ces délires aigus et la paralysie générale il n'y a, semble-t-il, que la différence qui sépare les méningo-encéphalites toxiques *avortées* des méningo-encéphalites toxiques *définitives* (Pierret) (1) ou, suivant les termes proposés par van Gieson (2), *la cytolise* des cellules nerveuses, encore susceptible de réparation par *cytothèse*, de leur *cytoclase* ou dégénérescence irrémédiable. Le délire aigu, dans ces cas sinon dans tous, ne serait donc autre chose qu'une *paralysie générale temporaire*, momentanée, redevable à la rapidité du processus infectieux auquel elle est liée de sa terminaison par mort rapide ou par guérison.

Il y a, on le voit, dans ces manifestations méningo-encéphaliques des maladies aiguës (3), ne différant que par la durée de la méningo-encéphalite chronique classique, un argument puissant en faveur de la nature non pas exclusivement post-syphilitique, mais post-infectieuse de la paralysie générale, opinion qui me semble, à l'heure actuelle, le plus près de la vérité (4-5).

Troubles des fonctions organiques. — Je ne dirai rien des troubles gastro-intestinaux dans le délire aigu, le rapport les ayant mis admirablement en lumière et en ayant fait ressortir l'importance de premier ordre.

En ce qui concerne les troubles circulatoires et respiratoires, j'insisterai, avec M. Carrier, sur la fréquence des phénomènes bulbaires dans le délire aigu, à la deuxième période. Il n'est pas rare, et j'en ai vu entre autres un cas très net avec mes confrères, MM. Cassaët et Viaud, que les malades succombent avec du refroidissement général, de l'asphyxie des extrémités, un pouls très petit, une respiration périodique à arrêts intermittents, c'est-à-dire avec des symptômes marqués de dépression bulbo-encéphalique.

Sécrétions. — Il est inutile de rappeler l'hyper-sécrétion sudorale, mais surtout salivaire qui se manifeste avec tant de fréquence dans le délire aigu et constitue un des symptômes les plus frap-

---

(1) Pierret. Communication au Congrès des Aliénistes et Neurologistes, Angers 1898.

(2) Ira van Gieson. *Les bases toxiques des maladies du système nerveux.* (Association médico-psychologique américaine, mai 1897.)

(3) A. Delmas. *Paralysie générale et maladies aiguës.* (Thèse de Bordeaux 1894.)

(4) E. Régis. *La théorie infectieuse de la paralysie générale.* (Congrès des Aliénistes et Neurologistes, Toulouse, 1897.)

(5) Klippel. *Les Paralysies générales.*

pants de son début. Je me bornerai à citer, parce qu'il est typique, le fait d'un de mes malades qui, pris subitement de délire aigu dans une maison de campagne où je l'avais placé, inonda en deux jours les murs de sa chambre d'une telle pluie de crachats visqueux, que le propriétaire dut remplacer le papier et exigea pour cela une indemnité.

Excrétions. — Le plus souvent, ainsi que l'indique le rapport, l'urine diminue de quantité dans le délire aigu.

Mais tout ne se borne pas là. Il y a d'habitude altération des éléments normaux, sous forme d'hyperacidité, de phosphaturie, d'uricémie. Il y aussi apparition fréquente d'éléments anormaux : albuminurie (légère et inconstante), indicanurie, avec ou sans dérivés scatoliques, urobilinurie, diacéturie, acétonurie, suivant les cas. L'hypertoxicité semble la règle. Dans un cas (1), 20 à 25 grammes d'urine ont suffi pour tuer, après paralysie et au bout d'une demi-heure, un lapin de 800 grammes.

Le rapporteur, s'appuyant sur une de ses observations, signale la possibilité d'une *débâcle urinaire* dans le délire aigu au moment de l'amendement des symptômes. Je puis confirmer le fait et citer à l'appui un de mes malades dont le taux de l'urine, après être resté constamment au-dessous de 1.000 grammes durant la phase aiguë, s'éleva brusquement à la fin de cette phase à la quantité de trois litres qui entraîna avec elle, en quelques jours, l'élimination des produits toxiques. Il faut noter que cette débâcle urinaire peut survenir non seulement dans les délires aigus relevant directement d'une insuffisance rénale primitive, mais aussi dans ceux où cette insuffisance rénale n'est que secondaire et liée à d'autres intoxications et infections.

Température. — Si l'hyperthermie domine dans le délire aigu, au point d'en être un des symptômes les plus caractéristiques on y peut observer aussi l'hypothermie, soit passagèrement durant l'état aigu, soit d'une façon plus durable dans les périodes ultimes de l'aggravation ou au contraire au début de l'amélioration et de la convalescence.

Confusion mentale. — Il est admis par tous, et M. Ballet l'a particulièrement fait ressortir, que la confusion mentale est le fond de l'état psychique, dans le délire aigu. Si cette confusion

---

(1) A. Delmas, thèse citée.

peut être plus ou moins masquée, au cours de l'accès, par la violence du délire, en revanche, elle apparaît, quand l'orage s'est apaisé, sous forme d'une obtusion, d'une désorientation plus ou moins profonde et plus ou moins prolongée.

Délire onirique. — Le délire onirique ou de rêve, sorte d'état second ou somnambulique, est le délire carastéristique du délire aigu comme il est, ainsi que je l'ai montré (1), caractéristique de toutes les psychoses d'intoxication. Tous les auteurs ont constaté, en effet, que les malades vivaient dans ces mondes imaginaires, dans ces fantasmagories que créent les rêves. Un des sujets dont j'ai parlé expliquait, revenu à lui, qu'il avait été le jouet d'illusions étranges, dont ses lectures antérieures constituaient le point de départ. C'est ainsi que sous l'influence de réminiscences de livres de spiritisme, il crut assez longtemps, durant son séjour à l'asile, que son fluide l'avait transporté dans la planète Mars et que c'était là un séjour de damnés dont faisaient partie, avec lui, les êtres et les choses qui l'environnaient. D'autres fois, couché dans son lit, il se croyait dans un bateau partant pour le pôle Nord ; ou bien il revivait des scènes étranges, tirées de sa vie d'enfant ou de militaire ou puisées dans l'histoire. Il me prenait pour Richelieu.

Les malades sortent de ce délire à la façon d'un réveil. Souvent, ce réveil est brusque et tel fut le cas du malade précédent. D'autres fois, il s'opère lentement, progressivement, au fur et à mesure que se dissipent, comme des nuages, les fictions du rêve pathologique. C'est pourquoi j'estime qu'il ne faut jamais se hâter de conclure à la chronicité et à l'incurabilité, à la suite d'un accès de délire aigu, car la guérison est encore possible après des mois, j'oserais presque dire après plus d'une année.

Idées fixes post-oniriques. — J'ai insisté, dans des travaux antérieurs (2), sur la fréquence, à la suite des psychoses toxiques, quelles qu'elles soient, d'idées fixes erronées, souvent absurdes, tenaces, reliquat, à la façon des idées fixes post-hypnotiques, de l'onirisme délirant, et auxquelles j'ai donné pour ce motif le nom *d'idées fixes post-oniriques.*

---

(1) E. Régis. *Note sur les Délires d'intoxication et d'infection.* (Communication à l'Académie de médecine, 7 mai 1901.)

(2) E. Régis. Discussion sur les délires systématisés secondaires. (Congrès des Aliénistes et Neurologistes, Marseille, 1899.)

Ces idées fixes post-oniriques peuvent exister dans le délire aigu et on voit des malades, après en avoir guéri, soutenir pendant quelque temps encore, sans en vouloir démordre, l'exactitude de tel ou tel fait, de tel ou tel événement qui s'est uniquement passé dans leur rêve.

Amnésie. — Dans les folies pures ou vésanies, l'accès délirant n'est jamais suivi de véritable amnésie. Rien n'est plus curieux, au contraire, que la précision habituelle dont font preuve les malades, même après la manie aiguë, pour ce qui concerne le temps de leur crise. Après les psychoses toxiques, en revanche, il y a à peu près invariablement amnésie, complète ou incomplète, temporaire ou définitive, rétrograde ou à la fois rétro et antérograde, avec impossibilité plus ou moins durable de fixer les perceptions du moment.

Les choses se passent ainsi, au plus haut point, dans le délire aigu.

Action de l'hypnose. — Je terminerai en rappelant que, même en dehors de tout antécédent et de tout stigmate hystérique, il est possible parfois d'intervenir dans les psychoses toxiques au moyen de l'hypnose suggestive, pour faire disparaître l'amnésie et les idées fixes post-oniriques (1).

J'ai pu, entre autres, soumettre à l'hypnose un malade commençant un délire aigu, quelques jours même avant sa mort, et apprendre ainsi de lui qu'il était hanté par un rêve dans lequel il voyait sa femme se livrer sous ses yeux à un ami, et dont il ne se souvenait plus au réveil.

*_**

Un état qui présente de tels symptômes, en particulier qui débute par de la *céphalée* et, en dehors des manifestations évidentes d'auto-intoxication, s'accompagne de *confusion mentale* avec *délire onirique* et *amnésie* est, à n'en pas douter, pour moi, un état toxique.

On peut donc dire, de par la clinique, que le délire aigu est un délire toxique. C'est là un point vraiment acquis.

---

(1) E. Régis. *De la suggestion hypnotique dans le traitement des psychoses d'intoxication et d'infection.* (Congrès international de l'Hypnotisme, 1900.)

Cela étant, il ne me semble pas que le délire aigu soit, comme l'ont soutenu Bianchi et Piccinino, une infection bacillaire spéciale, ni même la manifestation psychopathique d'une intoxication ou d'une infection déterminée. Cliniquement, en effet, il ne diffère pas, sauf par le degré d'intensité ou d'acuité, des autres psychoses d'intoxication ; anatomiquement, il offre les lésions de méningo-encéphalite, d'œdème cérébral, de dégénérescence des cellules nerveuses communes à la plupart des intoxications ; bactériologiquement enfin on y peut trouver non seulement le bacille de Bianchi et Piccinino, mais encore d'autres espèces microbiennes, surtout le streptocoque et le staphylocoque, ou même n'y trouver aucun microbe.

Dans deux cas récents qui me sont passés sous les yeux, il a été décelé dans le premier (thèse de Delmas) des streptocoques peu virulents qui disparurent au moment de l'amélioration ; dans le second, où mon ami le professeur Ferré voulut bien se charger des recherches, des staphylocoques blancs, sans autre espèce microbienne.

Le délire aigu nous apparaît donc, à l'heure actuelle, comme un délire à lésions, d'origine toxique, susceptible de survenir, dans des conditions étiologiques favorables, dans la plupart sinon dans toutes les intoxications et les infections. Et de fait, on peut l'observer à la fois dans les exo-intoxications, telles que l'alcoolisme; dans les auto-intoxications, telles que la coprostase et l'urémie; dans les infections et les toxi-infections (intoxinations de Pierret), telles que la fièvre typhoïde et la grippe; voire même dans nombre d'autres états variables d'intoxication, tels que la rage, l'inanition, l'insolation, le paludisme, la léthargie des nègres ou maladie du sommeil, etc., etc., sans qu'il soit possible de distinguer sérieusement, comme le pense Krafft-Ebing, le délire aigu par auto-intoxication des autres variétés, à plus forte raison de lui reconnaître, dans chaque cas, des différences nosologiques importantes.

Une mention spéciale doit être réservée au délire aigu qui, par le fait d'une auto-intoxication ou d'une infection intercurrente, survient à titre de complication dans une vésanie préexistante. L'intérêt du fait réside non dans la physionomie du délire aigu, qui n'a rien là de bien particulier, mais dans son influence tantôt aggravante, mais souvent aussi *favorable* sur la vésanie, alors même que celle-ci est ancienne et pour ainsi dire chronique.

Il y a là un exemple de l'action dérivative exercée par les processus infectieux sur un organisme malade, action qui est devenue le point de départ de la méthode de traitement de la folie par des infections artificielles ou provoquées, tentée et préconisée dans ces dernières années par certains auteurs allemands, en particulier par Wagner von Jauregg et par Bœck Ernst.

En ce qui concerne le traitement du délire aigu, je dirai tout d'abord, avec M. Audemard, que, d'une façon générale, en raison du substratum d'auto-intoxication et d'infection auquel il se lie, et pour éviter de placer dans les Asiles, ce qui s'est vu, des malades atteints de délire aigu masquant une fièvre typhoïde ou une pneumonie, il faut s'abstenir autant que possible de recourir à l'internement, ces cas étant mieux à leur place dans les salles d'isolement qu'on réclame partout pour les délirants dans les hôpitaux.

Je dirai aussi que, à côté des médications antiseptiques et reconstituantes qui ont été préconisées, telles que les grandes injections de sérum artificiel, une place pourrait être faite à la ponction lombaire, susceptible de provoquer une décompression des centres nerveux, en même temps qu'elle permettrait l'examen cytologique du liquide céphalo-rachidien.

Je dirai enfin que je suis heureux d'avoir vu le professeur Antonio Marro, en 1898, recommander comme particulièrement efficace le traitement du délire aigu par le lavage de l'estomac, ce qui confirme l'excellence de cette méthode de traitement, introduite par moi en 1880 dans la thérapeutique mentale, et dont M. S. Mabit a déjà montré en 1882 l'efficacité dans un cas de délire aigu (1).

(1) S. Mabit. *Cas grave de Sitiophobie guérie par les lavages de l'estomac.* (L'Encéphale, 1882.)

Paris et Limoges. — Imprimerie militaire Henri CHARLES-LAVAUZELLE.